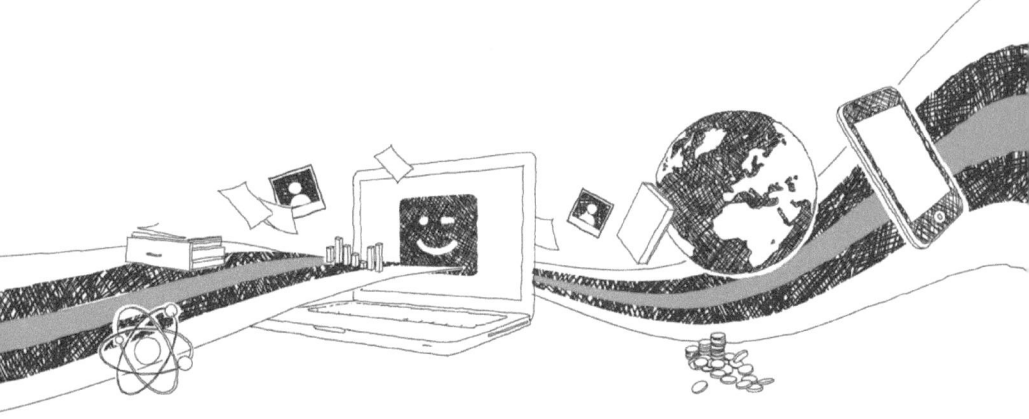
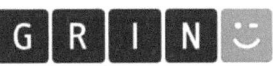

Viktor Ortner

# Medizin im Umbruch

**Die westliche Medizin unter dem Einfluss der wissenschaftlich begründbaren Alternativmedizin**

GRIN Verlag

**Bibliografische Information der Deutschen Nationalbibliothek:**

Die Deutsche Bibliothek verzeichnet diese Publikation in der Deutschen National-
bibliografie; detaillierte bibliografische Daten sind im Internet über http://dnb.d-
nb.de/ abrufbar.

**Impressum:**

Copyright © 2012 GRIN Verlag GmbH
Druck und Bindung: Books on Demand GmbH, Norderstedt Germany
ISBN: 978-3-656-35487-1

**Dieses Buch bei GRIN:**

http://www.grin.com/de/e-book/206972/medizin-im-umbruch

# Inhaltsverzeichnis

# 1. Prolog

„Gesundheit ist ein Zustand des vollständigen körperlichen, geistigen und sozialen Wohlergehens und nicht nur das Fehlen von Krankheit oder Gebrechen."[1]

Diese Definition der Weltgesundheitsorganisation legt die Ansprüchen unserer modernen Medizin zugrunde. Doch lassen sich diese Umschreibungen von Gesundheit wirklich im vollen Maße erreichen? Und wird die moderne Medizin diesen Ansprüchen auch gerecht? Seit dem 20. Jahrhundert drängen alternative Formen von Krankheitsbehandlung und Gesundheitsförderung in den westlichen Kulturraum vor. In manchen Bereichen gerät die moderne Medizin in Erklärungsnot.

---

[1] Weltgesundheitsorganisation: Verfassung, deutsche Übersetzung
http://www.admin.ch/ch/d/sr/i8/0.810.1.de.pdf, Zugriff am 23.11.2011

# 2. Einleitung

Die Projektgruppe hat es sich zum Ziel gesetzt, die in der öffentlichen Wahrnehmung konkurrierenden allgemein anerkannten medizinischen Lehren und die ganzheitlichen Therapiemethoden, deren Wurzeln oftmals im asiatischen Raum liegen, näher zu beleuchten und unter wissenschaftlichen Gesichtspunkten einen Vergleich anzustellen.

Seit Jahrzehnten sind wissenschaftliche Auseinandersetzungen beider Seiten, der Schulmedizin und der Alternativmedizin, zu beobachten, wobei in manchen fällen berechtigt von Grabenkämpfen[2] die Rede sein kann. Besonders bei Krebs streiten sich Onkologen und Heilpraktiker. Der Patient im Mittelpunkt hat aber keine Zeit, diese Entwicklungen ausführlich zu verfolgen und herauszufinden, was Krebs eigentlich ist oder wie die beste Krebstherapie aussieht. Der Patient leidet folglich unter diesen Grabenkämpfen und kann sich unter Umständen auf beiden Seiten verloren vorkommen. Die zunehmend steigenden Krebserkrankungen[3] verstärken diese Sorge. Ein Schwerpunkt dieser Arbeit ist somit eine kritische Untersuchung von Krebsstudien und den mittlerweile zahlreichen positiven Erfolgsmeldungen von alternativen Behandlungsmethoden. Da Krebs eine bedeutende Rolle in der Forschung sowie Behandlung einnimmt und die Medizin heute wie auch in Zukunft vor große Herausforderungen stellt, eignet sich dieser Schwerpunkt hervorragend, um allgemeine Aussagen über die medizinische Zukunft zu treffen.

Die wenige Jahrhunderte alte Schulmedizin, die wissenschaftlich arbeitet und darin ihre schnelle Entwicklung und Erfolge begründet, steht dabei Jahrtausende alten Konzepten und Traditionen gegenüber, die häufig ein ganzheitliches Bild vom Menschen offenbaren und erstaunlich gut mit verschiedenartigen gesundheitlichen Ansätzen harmonieren.

---

[2] Schiener Michael: Ärtzeblatt.de, Grabenkämpfe beenden
http://www.aerzteblatt.de/archiv/77961/Grabenkaempfe-beenden?src=search, Zugriff am 12.12.2011

[3] o.A., Curado: Europaweit steigende Zahl an Krebsneuerkrankungen
http://www.curado.de/krebs-allgemein/Europaweit-steigende-Zahl-an-Krebsneuerkrankungen-4437/, Zugriff am 12.12.2011

Ausgehend von einer Vermittlung von Basisinformationen zur modernen Medizin und einer kurzen und anschaulichen Zusammenfassung jener gesundheitlichen Ansätze, Methoden und Lehren, die umgangssprachlich als Alternativmedizin bezeichnet werden, erfolgt eine gründlichere Analyse beider Bereiche mit der Herausarbeitung der wichtigsten wissenschaftlichen Aspekte. Diese Vorgehensweise erlaubt uns, die beiden Bereiche tiefer zu verstehen und besser zu bewerten.

Drei verschiedene Umfragen zwischen Bürgern, praktizierenden Ärzten und Heilpraktikern sollen ein aktuelles Meinungsbild zeichnen und unterstützend zu unseren Ergebnissen eine schlussfolgende Aussage erlauben.

# 3. Begriffserklärung

Der Begriff Medizin (von lateinisch ars medicinae „ärztliche Kunst", „Heilkunde"[4]) beschreibt die „Lehre von der Vorbeugung, Erkennung und Behandlung von Krankheiten und Verletzungen bei Menschen und Tieren"[5]. „Der Ausdruck Schulmedizin leitet sich von der historischen neutralen Bezeichnung für medizinische Ausbildungsstätten (z.B. Schule von Salerno) ab"[6] und wird auch oft als Abgrenzung zu alternativen Behandlungsmethoden verstanden. Die Alternativmedizin ist hingegen keine einheitlich gelehrte Medizin, sondern eine Sammlung verschiedenster Konzepte[7]. Im ursprünglichen Sinne gehören also auch jene Verfahren und Methoden als Medizin verstanden, die nicht zwangsläufig streng wissenschaftlich arbeiten.

---

[4] Wikipedia: Medizin
https://de.wikipedia.org/wiki/Medizin, Zugriff am 20.12.2011

[5] ebeda

[6] Wikipedia: Schulmedizin
https://de.wikipedia.org/wiki/Schulmedizin, Zugriff am 20.12.2011

[7] Wikibooks: Geschichte der Medizin
http://de.wikibooks.org/wiki/Geschichte_der_Medizin, Zugriff am 4.01.2012

# 4. Historische Entwicklung

Die Anfänge der Medizin sind historisch nicht zurück zu verfolgen, jedoch ist die medizinische Tätigkeit bei allen Hochkulturen erwiesen[8]. Die unterschiedlichsten Glaubenssysteme von Völkern sind zu vielfältig, um sie hier abzubilden. Krankheiten wurden schon in der Steinzeit behandelt und historische Funde geben Hinweise auf schamanische Rituale und einfache Operationen[9]. Selbst aktuell lebende einfache Stämme verfügen über ein enormes Wissen um Naturheilverfahren und zeigen große Fertigkeiten im Umgang mit Kräutern oder Drogen[10]. Übertragen auf die heutige Zeit finden also viele der heute angebotenen medizinischen Heilverfahren ihre Wurzeln in einer Jahrtausende alten Geschichte. Viele der Heilverfahren haben sich weiterentwickelt, viele sind auch erstaunlich gleich geblieben, was für ihre Wirksamkeit in der Behandlung und Vorbeugung von Krankheiten sprechen könnte. Eine gemeinsame Charakteristik der frühgeschichtlichen Medizin sind eine ganzheitliche Sicht des Menschen und eine starke Naturverbundenheit. Hierdurch wurden Krankheiten nicht lediglich als körperliche Erscheinungen wahrgenommen, sondern als Krankheiten des Geistes und der Seele. Diese Aspekte finden sich auch heute in der Alternativmedizin wieder.

## 4.1 Alternativmedizin

Nach dem National Institute of Health[11] können für die Alternativmedizin im groben vier Unterteilungen getroffen werden:

| Bezeichnung | Beispiel |
|---|---|
| Körpertherapieverfahren | Osteopathie, Massage, Chirotherapie |
| Entspannungsverfahren | Meditation, Yoga, Tai-Chi |

---

[8] Steinbrecher, Nora Kristin: Seminararbeit
http://jung.jura.uni-saarland.de/Vertiefung/Nora.htm, Zugriff am 4.01.2012

[9] Vgl. ebeda

[10] ebeda

[11] National Center for Complementary and alternative Medicine: What is Complemantary and Alternative Medicine?
http://nccam.nih.gov/health/whatiscam, Zugriff am 4.01.2012

| Bezeichnung | Beispiel |
|---|---|
| Naturheilverfahren | von „Hausmitteln" zu spezifischen Kräutern, Kontakt zur Natur |
| Energieverfahren | Reiki, Therapeutic Touch |

Viele Verfahren lassen sich nicht eindeutig zuordnen, da sie mit verschiedenen Methoden arbeiten[12]. Hierzu zählen Homöopathie, Traditionelle Chinesische Medizin, Tibetische Medizin und Ayurveda.

## 4.2 Entwicklung der wissenschaftlichen Medizin

Die antiken Griechen legten den Grundstein für die moderne medizinische Forschung. Sie stellten erstmalig die Mystik vieler Heiler in Frage und waren bestrebt, die Welt in einem höheren Ordnungsschema zu erklären. Aus Tierexperimenten entstand die Lehre von den vier Säften[13], die damals Störungen im Körper erklärte und eine Grundlage für zahlreiche Behandlungen bildete. Im Mittelalter wurde die Saftlehre wieder aufgegriffen. Die damaligen Ärzte wurden bereits an Universitäten und Schulen einheitlich ausgebildet, wobei Ihre Kenntnisse vom menschlichen Körper rudimentär waren und sie hauptsächlich für die Diagnose mit der Saftlehre ausgebildet wurden. Operationen verliefen oft tödlich, was zuletzt auch an den mangelnden hygienischen Bedingungen lag. Es kamen zahlreiche Methoden zum Einsatz, die sich als Irrwege herausstellten. Die für die entwickelnde Schulmedizin notwendige Leichensektion zum Einblick in den Körper wurde durch kirchliche Intervention zunächst erschwert[14].Nach der Überwindung des Sezierverbots wurden über die Anatomie bahnbrechende Einsichten in die Funktionen des Körpers gewonnen. Damit wurden viele mystische und mittelalterliche Theorien widerlegt und der menschliche Körper konnte nüchtern und sachlich

[12] Wikipedia: Alternativmedizin
https://de.wikipedia.org/wiki/Alternativmedizin, Zugriff am 4.01.2012

[13] Schedlik, Uschi: Die Viersäftelehre
http://www.joerg-sieger.de/isenheim/texte/hinweis/i_10fc.htm, Zugriff am 10.04.2012

[14] Badenschier, Franziska: Die Historie der Anatomie
http://www.planet-schule.de/wissenspool/meilensteine-der-naturwissenschaft-und-technik/inhalt/hintergrund/medizin/leonardo-da-vinci-und-die-anatomie.html, Zugriff am 10.04.2012

betrachtet werden. Zusammen mit der Chirurgie und der Erfindung des Mikroskops[15] wurden Feinstrukturen im menschlichen Organismus sichtbar: die moderne Medizin war geboren.

### 4.3 Schulmedizin heute

Die Grundlagen der Schulmedizin sind die Naturwissenschaften mit den jeweiligen interdisziplinären Kombinationen, die zusammen mit der Physiologie, Psychologie und den Sozialwissenschaften den Kern medizinischer Forschung ausmachen. Mediziner verfügen über genaue Kenntnisse körperlicher, biochemischer und neurologischer Prozesse und sind in der Lage, mit technisch hoch entwickelten Verfahren exakte Diagnosen zu stellen. Das Wissensspektrum ist dabei so groß, dass die Ausbildung von Fachärzten erforderlich ist, um dem Patienten in vollem Umfang alle Diagnose- und Behandlungsmöglichkeiten zu bieten. Begleitet wird die Medizin von der pharmazeutischen Industrie und den Medizingeräte-Herstellern. Die stetig steigenden Publikationen in der Forschung sind kaum noch zu überblicken. Der Zugang zur modernen Medizin erfolgt über unser Gesundheitssystem, über das sich Dr. med. Wolfgang Streit, Facharzt für Allgemeinmedizin in Stuttgart-Vaihingen, folgendermaßen äußert: „Das Gesundheitswesen Deutschlands hat sich zu einem der besten in den industrialisierten Nationen entwickelt. Bei aller Reformbedürftigkeit, die inzwischen auch öffentlich diskutiert wird, garantiert es doch allen Mitgliedern der Gesellschaften einen direkten Zugang zu medizinischen Leistungen. Diese werden in hoher Qualität flächendeckend angeboten."[16]

# 5. Unterscheidung durch medizinische Aspekte

Vor einer kritischen Untersuchung von aktuellen Problemfeldern müssen für eine Gesamtbetrachtung zunächst die unterschiedlichen medizinisch-gesundheitlichen Aspekte und Paradigmen erläutert werden. Die Schulmedizin

---

[15] Schipperges, Heinrich: Geschichte der Medizin in Schlaglichtern, Prof. Dr. med., Dr. phil., Meyers Lexikonverlag Mannheim/Wien/Zürück, 1990, S. 57

[16] Streit, Wolfgang, Facharzt für Allgemeinmedizin, Dr. med.: Auskunft am 5.04.2012

hat andere Sichtweisen vom Menschen wie die Alternativmedizin. Die Tatsache, dass die Alternativmedizin nur ein Sammelbegriff ist für die unterschiedlichsten Blickwinkel auf die Frage, was Gesundheit ist, erschwert einen direkten Vergleich. Dennoch können allgemeine Aussagen getroffen werden.

## 5.1 Paradigmen der wissenschaftlichen Medizin

Die Durchführung von Operationen, chirurgischen Eingriffen, sowie die Anwendung pharmazeutischer Therapien und physikalischer Methoden unterliegt in der wissenschaftlichen Medizin weltweit hohen Standards und erhält auch in der medizinischen Ausbildung einen hohen Stellenwert. Voraussetzung dafür ist eine genaue körperliche Kenntnis und eine eindeutige Diagnose und Benennung von Krankheiten nach Regeln und Erfahrung. Die genaue Kenntnis der Organe und aller körperlichen Funktionen, unterstützt durch eine fortschreitende Technisierung, erlaubt es den Medizinern, komplexe Eingriffe unter einem Höchstmaß an Sicherheit durchzuführen. Die Prognosen für den Behandlungserfolg sowie die Heilung sind sehr genau. Symptome können gezielt durch ein breites Medikamentenangebot bekämpft oder gelindert werden.

Die Schulmedizin versucht also die Heilung über die Intervention von Außen zu erzielen. Die wissenschaftlichen Paradigmen[17] können wie folgt zusammengefasst werden:

▸ Realität ist, was feste Substanz hat
▸ Der menschliche Körper ist eine Maschine
▸ Keime sind eine spezifische Ursache von Krankheiten
▸ Ursache und Wirkung unterliegen physikalischen Gesetzen

---

[17] Vgl. o.A.: Vorlesung Entwicklungszusammenarbeit im Gesundheitswesen 2009
http://www.medint.at/sommersemester/09/tm_cam09.pdf, Folie 4, Zugriff am 15.02.2012

## 5.2 Ganzheit in der Alternativmedizin

Eine gänzlich andere Richtung weisen die Behandlungskonzepte der Alternativmedizin auf. Der menschliche Körper wird als Projektionsraum des eigenen Lebens gesehen, worin sich die Lebenshaltung-, Gestaltung, das soziale Umfeld und das seelische Gleichgewicht widerspiegeln. Krankheiten auf körperlicher Ebene haben tiefe Ursachen, die bereits im Geist[18] entstehen und sich unter ungünstigen Bedingungen ausweiten. Aus diesem Verständnishorizont erwachsen gesundheitliche Ansätze, Konzepte und Methoden. Dem menschlichen Geist wird also ein hoher Stellenwert zugesprochen, anders als in der Schulmedizin, die den Geist, abgesehen von der Psychologie, in der rein technischen Behandlung nicht beachtet. Die Alternativmedizin hat keine Schwerpunkte in der Operation und versucht nicht, mit hochwirksamen pharmazeutischen Mitteln zu arbeiten, sondern die Krankheit bereits in ihrer frühen Entwicklung aufzulösen und operative Eingriffe damit zu verhindern[19].

Die Alternativmedizin charakterisiert sich durch:

- Erfassung der psychischen und körperlichen Gesamtverfassung
- Nutzung von Selbstheilungskräften
- Glaube an übersinnliche Zusammenhänge
- Eigene Weltbilder und geschlossene Systeme in zahlreichen Konzepten

# 6. Analyse aktueller Spannungsfelder

An dieser Stelle wird ein tieferer Einblick in die Problemzonen, die für diese Thematik von Bedeutung sind, vorgenommen und die Differenzen zwischen Schul- und Alternativmedizin weiter ausgeleuchtet. Aktuelle Kritiken beider Richtungen werden erläutert.

---

[18] Stark verallgemeinert ausgedrückt.

[19] Dass Operationen durch die Alternativmedizin trotzdem nicht unwichtig oder überflüssig sind, versteht sich dabei von selbst.

## 6.1 Wirkprinzipien

In der Schulmedizin finden keine über die bekannten Naturphänomene hinausreichenden Wirkprinzipien Anwendung. Lediglich was begründbar und belegbar ist und sich zudem in Forschungen und Studien bewährt hat, findet auch Eingang in die Behandlung. Damit wird eine höchstmögliche Sicherheit der angewandten Verfahren erzielt. Der Mediziner bewegt sich auf sicherem Terrain und erzeugt dadurch Vertrauen beim Patienten. Der Nachteil davon zeigt sich in der Außerachtlassung von bewährten alternativmedizinischen Behandlungskonzepten, da dazu entweder unzureichend Forschung betrieben wird oder die Behandlungserfolge wenig kalkulierbar sind. Die sicherste Grundlage, die Naturwissenschaften, erlauben nur die Betrachtung von materiellen Vorgängen, eine Wechselwirkung mit der menschlichen Psyche oder dem Geist wird trotz Vorhandensein nicht berücksichtigt, da diese in der westlichen Tradition getrennt betrachtet werden. Der menschliche Geist kann nicht sichtbar gemacht werden, nicht gemessen und nicht gewogen werden. Geistige Vorgänge sind immer rein subjektiv. Damit fehlt die Objektivität und deshalb die wissenschaftliche Grundlage zur Anwendung von Erkenntnissen in der Schulmedizin.

Die alternativmedizinische Sicht bezieht hingegen die immateriellen Vorgänge in ihre Konzepte ein und entspricht nach dem ontologischen Dualismus der Gegenseite der Schulmedizin. Eine körperliche Krankheit geht immer zuerst den Weg über Geist-Seele-Körper[20] und ist unzertrennlich mit diesem Prozess verwoben. Tatsächlich können Wechselwirkungen zwischen psychischen Prozessen und auftretenden Krankheiten festgestellt werden[21]. Die Alternativmedizin hat aber stets das Problem, dass sich ihre Arbeitsweise nur schwer wissenschaftlich begründen lässt und deshalb fehlt ihr auch die Anerkennung vieler Mediziner.

---

[20] Der Begriff Seele wird sehr unterschiedlich verstanden und verwendet

[21] Ein Beispiel sind die psychosomatischen Erkrankungen

## 6.2 Evidenz

Den Anspruch auf Beweisbarkeit erfüllt die Schulmedizin durch die selbst gewählte Bezeichnung „Evidenzbasierte Medizin"[22] hervorragend. Damit wird eine klare Richtung eingeschlagen und die Forschung vorangetrieben. Aber auch leider jene Konzepte, die den Ansprüchen nicht genügen, missachtet. Auch Dr. med. Wolfgang Streit kritisiert die auf Evidenz beschränkte Forschung und Ausbildung, da „[...] das vom Steuerzahler finanzierte Medizinstudium Ärztinnen und Ärzte ausbildet, die zumeist eindimensional lediglich die universitäre, wissenschaftliche Medizin kennen gelernt haben, kaum aber das große Spektrum unorthodoxer Therapieansätze"[23]. Eine Begründung findet sich in seiner Aussage: „Das [...] Studium aber bedient marktgerecht die Absatzinteressen der Medizingeräte-Hersteller und der pharmazeutischen Industrie."[24]

Die Alternativmedizin versucht deutlich sich selbst zu beweisen und erzielt Erfolge, wie am Beispiel der Akupunktur zu sehen ist[25]. Das materialistische Weltbild, die ausschließliche Betrachtung sichtbarer Vorgänge, kann aber nur schwer die Theorien, die sich mit dem Geist befassen, erfassen. Es muss immer ein Weg gefunden werden, Ergebnisse sichtbar zu machen. Es gibt mittlerweile eine ausreichend große Anzahl an Forschungen, Studien und Publikationen zum Beweis alternativmedizinischer Behandlungen. Das versetzt die Schulmedizin in Erklärungsnot. Die Beweise liegen zwar vor, aber eine dem wissenschaftlichen Weltbild entsprechende Erklärung ist nicht möglich. Somit werden derartige Forschungsergebnisse oft noch ignoriert.

Eine auf Evidenz basierte Alternativmedizin muss gefordert und gefördert werden, um auch die seriösen Angebote von den weniger seriösen zu trennen und dem Menschen ein Höchstmaß an Behandlungsvielfalt zu bieten. Hier

---

[22] Wikipedia: Evidenzbasierte Medizin
https://de.wikipedia.org/wiki/Evidenzbasierte_Medizin, Zugriff am 9.01.2012

[23] Streit, Wolfgang, Facharzt für Allgemeinmedizin, Dr. med.: Auskunft am 5.04.2012

[24] ebeda

[25] Akupunktur-Behandlungen sind Kassenleistungen

liegen noch große Defizite vor und viele unerforschte alternative Heilungsansätze.

## 6.3 Placebo

Ein Placebo (lat. „Ich werde gefallen"[26]) wird als Scheinarzneimittel bezeichnet, dass aufgrund der Tatsache, dass es keine Arzneimittel enthält, auch keine pharmakologische Wirkung besitzen kann[27]. Diese Definition charakterisiert den allgemeinen Umgang der Schulmedizin mit den Erfolgen von alternativen Heilmethoden. Besonders jene Methoden, die mit psychisch-körperlichen Wechselwirkungen arbeiten, werden häufig abgelehnt, da eine Einordnung in das wissenschaftliche Weltbild nicht möglich ist. Eine pharmakologische Wirkung kann aber nicht nur durch Arzneimittel erfolgen, sie kann auch durch geistige Handlungen herbeigeführt werden[28]. Der Geist und der Körper stehen in enger Korrelation, nur konnte das Bindeglied mit messbaren Methoden bisher nicht aufgezeigt werden. Die Schulmedizin wertet an dieser Stelle sehr effektive Behandlungsmethoden ab. „Placebo wirken stärker und sehr viel komplexer als bisher angenommen. Ihr Einsatz ist von enormer Bedeutung für die ärztliche Praxis"[29] meint Prof. Dr. Christoph Fuchs, Hauptgeschäftsführer der Bundesärztekammer.

Zugleich muss der Begriff verteidigt werden, da er eine Abgrenzung zu nicht-wirksamen Medikamenten schafft. Die Forschungsversuche mit neuen Medikamenten bergen immer das Potenzial von Ungenauigkeit, da nicht-wirksame Medikamente stets bei einer genügend großen Anzahl an Probanden auch positive Effekte zeigen, die eben durch jene spontane Heilung auftreten. Diese Medikamente können in Doppelblindstudien[30] aber relativ gut bestimmt

---

[26] Wikipedia: Placebo
https://de.wikipedia.org/wiki/Placebo, Zugriff am 13.12.2011

[27] Vgl. ebeda

[28] Löll, Christian: Die eingebildete Arznei, ZEIT Online, 14.02.2012
http://mobil.zeit.de/zeit-wissen/2012/02/Dossier-Placeboforschung, Zugriff am 26.02.2012

[29] Fritzsche, Claus: Forschungslage - Placebo in der Medizin
http://www.neuraltherapie-blog.de/?p=3333, 11.04.2011, Zugriff am 20.02.2012

[30] Wikipedia: Doppelblindstudie
https://de.wikipedia.org/wiki/Doppelblindstudie, Zugriff am 10.04.2012

und als Placebo klassifiziert werden. Genau genommen kann jede Substanz, die pharmakologisch nicht wirksam ist, als Placebo bezeichnet werden, da durch ihre Einnahme, verbunden mit einer positiven Erwartungshaltung des Patienten, eine Heilung eintreten kann. Das Phänomen der spontanen Heilung ist aber noch nicht hinreichend erforscht. Das Thema Placebo ist damit sehr kontrovers, wie auch die wahrscheinlich zu starke Stellung von Medikamenten.

**6.4 Forschung**

Mindestens genauso kontrovers wie Placebo ist die durch Pharmakonzerne gelenkte Forschung. Die Profitorientierung der Pharmaindustrie hat zur Folge, dass die Forschung nur auf die Bereiche gelenkt wird, die am meisten Gewinn versprechen. Kostengünstige Behandlungsmethoden werden daher nicht verfolgt und sogar, vielfach zu beobachten, mit großen finanziellen Mitteln und Lobbyarbeit bekämpft[31]. Die Schulmedizin befindet sich daher in einer Befangenheit und praktizierende Ärzte haben aufgrund anwachsender Bürokratie und Zeitmangel wenig Gelegenheit, das Diktat der profitorientierten Pharmakonzerne hinrechend zu hinterfragen. Hinzu kommen Gefälligkeitsdienste der Pharmakonzerne an Ärzten, damit diese spezielle Medikamente oder Behandlungen bevorzugt anbieten. Nebenwirkungen von Medikamenten können dabei verschwiegen werden, Studien, die gegen eine Behandlung sprechen, einfach unerwähnt bleiben[32], damit das Geschäftsmodell nicht gefährdet wird. Dass die Pharmaindustrie nicht am Wohle des Menschen interessiert ist, sondern Gesundheit als Ware betrachtet, zeigt auch eine kanadische Studie aus dem Jahre 2007[33], die belegt, dass weltweit mehr Geld in Werbung als in Forschung investiert wird. Wären die angebotenen Medikamente und Behandlungen alle derart hilfreich und auch unproblematisch, dann würden sich diese von alleine verbreiten und bedürften

---

[31] Ein aktuelles Beispiel ist die EU-Richtlinie 2004/24/EG, mit der natürliche Heilkräuter erst kostenintensiv zugelassen werden müssen.

[32] Produzent unbekannt: Film über die Pharmaindustrie, ARD-Sendung, Ausstrahlung unbekannt
http://www.youtube.com/watch?v=ridFVuqC6uk, Zugriff am 11.04.2012

[33] SPIEGEL Online: Mehr Geld für Werbung als für Forschung, 03.01.2008
http://www.spiegel.de/wissenschaft/mensch/0,1518,526363,00.html, Zugriff am 16.02.2012

keinen so hohen Werbeausgaben. Werbung manipuliert auch bekanntermaßen den Konsumenten.

In der Alternativmedizin fehlt damit eine starke Forschung, zumindest ist sie finanziell mit der schulmedizinischen nicht zu vergleichen. Das sollte nicht als Argument gegen die Alternativmedizin sprechen, sondern stets den Gedanken um eine viel zu wenig erforschte Alternativmedizin stützen. Damit relativieren sich auch die quantitativ geringeren positiven Forschungsergebnisse aus alternativmedizinischer Richtung gegenüber den Schulmedizinischen.

## 6.5 Gesundheitssystem

Eine besondere Gewichtung verdient im Angesicht des demographischen Wandels unser Gesundheitssystem. Bereits jetzt kann man vom erkrankten Gesundheitssystem sprechen, das reformbedürftig ist und durch jeder Logik entbehrende Verordnungen der Gesellschaft zunehmend mehr Schaden bringt. „Und seit neuestem erstatten die gesetzlichen Krankenkassen Medikamente nicht mehr, weil sie eine heilende, lindernde Wirkung auf den Krankheitsverlauf haben, sondern nur, wenn diese auch rezeptpflichtig sind: das aber heißt, sie haben garantiert die Möglichkeit von ernsten oder gefährlichen Nebenwirkungen. Die mögliche Schädigung ist das eigentliche Kriterium für die Erstattung eines Arzneimittels geworden."[34] Die Gesundheit verkommt damit zu einer Frage des Geldes und gefährdet in einem solchen System die Sicherung des sozialen Geflechts. Deutlicher wird das daran, dass bisher natürlichen Medikamenten beispielsweise Antibiotika beigemischt wird, da es nur auf diesem Wege von den Krankenkassen erstattet werden kann[35]. Oder wie Dr. med. Wolfgang Streit formuliert: „[...] weil es die Aussicht auf Nebenwirkungen garantiert[...]"[36].

Die Kosten im Gesundheitssystem sind ein zu umfangreiches Thema, um es hier umfassend zu betrachten. Auch fehlen genügend Untersuchungen zur

---

[34] Streit, Wolfgang, Facharzt für Allgemeinmedizin, Dr. med.: Auskunft am 5.04.2012

[35] ebeda

[36] ebeda

Kostenbelastung oder einer entsprechenden Entlastung durch ein größeres alternativmedizinisches Angebot[37]. Eine nennenswerte Studie[38] soll hier genannt werden, die nachgewiesen hat, dass bereits jetzt Ärzte mit einer komplementärmedizinischen Zusatzbezeichnung (Homöopathie, Akupunktur, anthroposophische Medizin) pro Patient im durchschnitt 7% der Behandlungskosten einsparen. Es fallen weniger Krankenhausaufenthalte sowie weniger Medikamente an und statistisch gesehen ist sogar die Sterberate leicht geringer. Demnach wird der Patient weniger überbehandelt und mehr präventiv versorgt. Das spart Geld und verhindert effektiver, dass der Patient wieder krank wird. Ausgehend von diesem Ergebnis wäre es interessant zu wissen, wie die Situation bei mehr Komplementärmedizinern und einer stärkeren Kombination von Schul- und Alternativmedizin aussehen würde. Es ist im Angesicht der Tatsache, dass Prävention mehr Geld einspart als es langfristig verursacht, die Forderung nach einem Gesundheitserhaltungssystem zu stellen, in dem vorbeugende Maßnahmen wie beispielsweise Meditation und Yoga von den Krankenkassen in einem bestimmten Umfang übernommen werden. Das öffnet zum Einem dem Menschen stärker das Tor zur Selbstbestimmung und einer gesunden Lebensweise. Und zum Anderen könnten die Gesamtkosten des Gesundheitssystems stärker gesenkt werden, da eine finanzielle Förderung eines gesunden Lebensstils weit weniger Erkrankte zur Folge hat, die jahrelang kosten- und ressourcenintensiv behandelt werden müssen.

## 6.6 Arzt-Patienten-Beziehung

Vielfach wird auch kritisiert, dass in der Schulmedizin die Patienten wie Objekte behandelt werden, deren Symptome einfach nur abgestellt werden müssen. Eine genaue Betrachtung des Menschen, seiner seelischen Verfassung oder eine Ursachenforschung für die Krankheit findet selten statt. Die Alternativmedizin punktet in der Beziehung zum Patienten stark, hier findet

---

[37] Was aber an der Stelle äußerst interessant wäre, um die Effektivität alternativmedizinischer Behandlungen aus der ökonomischen Sicht zu bewerten.

[38] o.A.: Komplementärmedizin billiger als Schulmedizin, Pressemitteilungen online http://www.pressemitteilungen-online.de/index.php/komplementaermedizin-billiger-als-schulmedizin/, Zugriff am 1.04.2012

man auch eher den Begriff des Menschen als des Patienten. Die ganzheitlichen Konzepte sind stark auf die individuellen Lebensbereiche eines Menschen konzentriert und suchen die wahren Ursachen einer Krankheit mit der Bemühung, diese von der Wurzel her aufzulösen. In Umfragen bewerten Patienten die Beziehung zu Heilpraktikern oder Komplementärmedizinern besser als zu Schulmedizinern[39] und Studien zeigen bessere Resultate in der Genesung durch eine Empathie geförderte Arzt-Patienten-Beziehung[40]. Eine Rechtfertigung, aber keine Entlastung, findet sich darin, dass die Schulmediziner emotional auf größeren Abstand bleiben müssen, um keiner Überforderung zu unterliegen und die Behandlungsqualität nicht zu gefährden.

„Untersuchungen in Deutschland und Österreich haben ergeben, dass beim Arztbesuch der einleitende Bericht des Patienten schon nach durchschnittlich 15 Sekunden durch Fragen des Arztes unterbrochen wird oder dieser in 50% der Fälle gleichzeitig kleine "Nebentätigkeiten" (Karteikarte, Computer etc.) ausführt."[41] Die Alternativmedizin arbeitet, je nach Schwerpunkt, gezielt über therapeutische Gespräche. Ein Wiener Feldversuch[42] hat gezeigt, dass die Zufriedenheit des Patienten signifikant steigt, wenn der Arzt für eine volle Minute zuhören kann. Dementsprechend gibt es Forderungen, Ärzte stärker in therapeutischen Gesprächen zu schulen. Die Alternativmedizin wird diesen Ansprüchen bereits jetzt schon gerecht.

# 7. Beurteilung nach der Definition von Gesundheit

Betrachtet man nun die Schulmedizin und die Alternativmedizin unter der WHO-Definition von Gesundheit, dann wird deutlich, dass diesen Ansprüchen

---

[39] Altbach, Gerald: Homöopathie wirkt bei rheumatoider Arthritis, Homöopathika nicht, Dr., http://www.suite101.de/news/homoeopathie-wirkt-bei-rheumatoider-arthritis-homoeopathika-nicht-a92533, Zugriff am 13.04.2012

[40] ebeda

[41] Wikipedia: Patient-Arzt-Beziehung
https://de.wikipedia.org/wiki/Patient-Arzt-Beziehung, Zugriff am 27.12.2011

[42] ebeda

weder die Schulmedizin noch die Alternativmedizin in vollem Umfang gerecht wird. Beide medizinischen Richtungen besitzen ihre blinden Flecken und es wird erkennbar, dass eine ganzheitliche Medizin, im Sinne einer Synergie der Schul- und der Alternativmedizin notwendig ist, um alle wissenschaftliche und menschliche Erkenntnis zu nutzen. Erst, wenn diese notwendige Bedingung erfüllt ist, kann die vereinte Medizin im Dienst der Gesundheit den gegebenen Ansprüchen voll und ganz gerecht werden.

# 8. Krebsforschung

Die Ursachenforschung in einer mittlerweile als Zivilisationskrankheit zu bezeichnenden Krebskrankheit ist besonders von unterschiedlichen Sichtweisen zwischen Schul- und Alternativmedizin gekennzeichnet. An diesem Probierstein lässt sich feststellen, welche Erfolge die Schulmedizin in ihrer 150-jährigen Geschichte vermeldet und welche Rolle die Komplementärmedizin dabei spielt.

### 8.1 Klassische Therapie in der Kritik

Die gewöhnliche schulmedizinische Behandlung nach einer Krebsdiagnose besteht darin, den Tumor operativ zu entfernen[43] und im Falle, dass die Krebszellen bereits metastasiert haben, benachbarte Lymphknoten zu entfernen. Blutuntersuchungen sind ein sicheres Indiz dafür, ob der Krebs über die Blutbahn den gesamten Organismus bedroht. Im fortgeschrittenen Stadium folgen Strahlen- und Chemotherapie, die sehr umstritten sind. Die Therapien haben alle das Ziel, die Symptome zu unterdrücken und das Leben des Patienten zu verlängern. Eine Heilung im fortgeschrittenen Krebsstadium gilt als sehr unwahrscheinlich, viele Patienten somit als inkurativ. Wird der Krebs im frühen Stadium erkannt und operativ entfernt, wird der Patient wieder entlassen ohne eine weiterführende Unterstützung[44]. Es gilt festzuhalten, dass es bis

---

[43] Wenn möglich und nicht zu weit fortgeschritten.

[44] Es gibt nur Nachuntersuchungen, die sogenannte Nachsorge, aber keine persönliche Unterstützung.

lang keine Medikamente gibt, die Krebs effektiv heilen[45]. Nur wenige Patienten nutzen zusätzlich alternative Methoden[46].

Die klassische Krebstherapie ist dabei, immer mehr an Vertrauen zu verlieren. Das zeigen die mittlerweile zahlreichen internationalen Forschungen auf diesem Gebiet. Sogar die auf den ersten Blick ungeeignetsten Therapieformen ergeben bessere Resultate in der Schmerzlinderung und der Überlebensrate als die etablierte klassische Therapie. Ein Beispiel ist die Chemotherapie, deren Wirksamkeit immer wieder in der Kritik steht. Forschungen der Oregon State University[47] haben ergeben, dass Chlorophyll aus natürlichen grünen Pflanzen zehnmal wirksamer ist in der Vernichtung von Darmkrebszellen als die Chemotherapie. Es entstehen dabei auch keine toxischen Nebenwirkungen wie bei der Chemotherapie, die bei einem bereits zu schwachen Patienten den Tod zur Folge haben kann. Sogar Umfragen zwischen Ärzten ergeben, dass sich kein Arzt freiwillig einer Chemotherapie unterziehen würde, trotzdem ist der Arzt gesetzlich verpflichtet, einem Krebspatienten diese Behandlung zu empfehlen. Zudem sind die Marktpreise von Chemopräparaten durch eine entsprechende Lobbyarbeit der Pharmaindustrie intransparent geworden[48] und Apotheker entscheiden nicht länger nach medizinischen Gesichtspunkten bei der Wahl des Präparats, sondern nach finanziellen wie zum Beispiel ihren Honoraren. Diese Marktsituation ist derzeit als mafiös[49] zu bezeichnen und erlaubt damit keine genaue Bewertung der Chemotherapie. Dies wirkt sich stark nachteilig für die Patienten aus und rückt die Schulmedizin in ein schlechtes Licht.

---

[45] Dies belegen bereits die steigenden Krebserkrankungen bei einer nahezu konstanten Heilungsziffer von 18%, wonach immer mehr Menschen durch Krebs sterben

[46] FOCUS Online: Nur wenige nutzen alternative Methoden, 04.08.2008
http://www.focus.de/gesundheit/ratgeber/krebs/krebs-nur-wenige-nutzen-alternative-methoden_aid_322286.html, Zugriff am 3.04.2012

[47] o.A.: Chlorophyll zehnmal wirksamer gegen Krebs als Chemotherapie, Zentrum der Gesundheit: 29.11.2010
http://www.zentrum-der-gesundheit.de/chloropyllin-ia.html, Zugriff am 2.04.2012

[48] Vgl. SPIEGEL Online: Betrugsverdacht gegen Ärzte und Apotheker, 8.04.2012
http://www.spiegel.de/wissenschaft/medizin/0,1518,826061,00.html, Zugriff am 8.04.2012

[49] Vgl. ebeda

Eine Analyse von 53 wissenschaftlichen Arbeiten zur Krebsbekämpfung aus den letzten zehn Jahren ergibt ein ernüchterndes Ergebnis[50]: „Die allermeisten wissenschaftlichen Arbeiten, die Durchbrüche oder neue Hoffnungen für die Krebstherapie versprechen, schaffen es später nicht in die Phase der klinischen Tests"[51]. Es gilt festzuhalten, dass lediglich die vielfältigen Faktoren, die zur Entstehung von Krebs beitragen, bekannt sind, nicht aber das grundlegende Verständnis davon, was Krebs in seinem Ursprung ist.

Die erwähnten steigenden Krebserkrankungen sind zu einem geringen Teil zu erklären durch die wachsende Aufmerksamkeit und höhere Frequenz der Untersuchungen in der Bevölkerung und zu etwa 40% durch ungesunde Lebensstile[52]. Der verbleibende dunkle Bereich, der zur Entstehung von Krebs führt, ist, wie schon vor 3000 Jahren[53], ungeklärt und stellt nur Vermutungen dar. Dieses Problem ist von der modernen Medizin nicht zu lösen. Seit über 40 Jahren[54] ist die absolute Heilziffer von rund 18% nahezu konstant[55] und hat sich erstmals seit 2003 bis zur Gegenwart leicht, aber kontinuierlich verschlechtert[56]. Dieser Umstand rechtfertigt die Frage, ob eine empirische Untersuchung bei gleichen Denkmustern das Krebsproblem lösen kann und ob alternative und unkonventionelle Lösungsansätze einen Durchbruch bringen können. Aus dieser Schlussfolgerung ist zu behaupten, dass das etablierte Krebsbild unvollständig ist und wesentliche Bestandteile zum Verständnis der Krankheit außer Acht lässt oder nicht kennt. Eine erste Richtungsweisung wäre, die Krebserkrankung nicht als lokale Krankheit, sondern als Erkrankung des Gesamtorganismus zu sehen. Das veränderte Krebsverständnis würde neue Ansätze in die nähere Betrachtung bringen.

---

[50] Vgl. SPIEGEL Online: Mehrzahl der Erfolge in der Krebsforschung täuscht, 29.03.2012
http://www.spiegel.de/wissenschaft/medizin/0,1518,824405,00.html, Zugriff am 8.04.2012

[51] ebeda

[52] SPIEGEL Online: 40 Prozent aller Krebsfälle sind vermeidbar
http://www.spiegel.de/wissenschaft/medizin/0,1518,802310,00.html, Zugriff am 10.04.2012

[53] Rinne, Jörg: Tumore fallen nicht vom Himmel, Synergia Verlag, 2008, S.20

[54] Soweit reichen gute Aufzeichnungen

[55] Vgl. ebeda, S.19

[56] SPIEGEL Online: Jeder Vierte stirbt an Krebs, 03.02.2012
http://www.spiegel.de/wissenschaft/medizin/0,1518,813165,00.html Zugriff am 11.04.2012

## 8.2 Umdenken in der Krebsbetrachtung

Die pharmazeutische in einer Richtung stagnierte Forschung und die bekannten Missstände im Gesundheitssystem fördern die Entstehung von Praxen und Kliniken mit ganzheitlichen Ansätzen[57]. Es ist dabei nicht verwunderlich, dass diese Kliniken statistische Überlebensraten aufweisen, die um bis zu 50% höher ausfallen als bei der klassischen Therapie[58]. Diese neue Sicht- und Arbeitsweise stellt den Patienten in den Mittelpunkt. Diese Nähe zum Patienten bewirkt bereits eine Linderung der Symptome, die von Medizinern leider noch all zu oft als Placebo-Effekt ad acta gelegt wird[59].

Große Spannungen erzeugen die Diskussionen um die Spontanheilungen bei Krebs. Diese sind lange bekannt und auch wissenschaftlich anerkannt. Es ist leider sehr schwierig, realistische Angaben zu machen, da statistische Angaben oft unterschiedlich sind und viele Fälle nicht dokumentiert werden[60]. Die Spontanheilungen weisen aber gemeinsame Merkmale bei allen Patienten auf: Sie lösen sich aus der klassischen Behandlung heraus und verfolgen ihre eigene, höchst individuelle Therapie, oft unter Nutzung alternativer Methoden oder starken Lebenswandlungen[61] [62] . Die mittlerweile zahlreich einzeln dokumentierten Fälle von Selbstheilungen schulmedizinisch inkurativer Krebserkrankungen[63] bedeuten für die wissenschaftliche Medizin eine Widerlegung der Axiome vom unbeherrschbaren, der Kontrolle entzogenen Krebs und damit der Grundlage derzeitiger pharmazeutischer Forschungsbestreben und der rein technisch versierten Behandlung. Damit

---

[57] Koruhn, Petra, DerWesten: Schulmedizin setzt auf Krebs-Heilung durch Handauflegen, 28.01.2011
http://www.derwesten.de/gesundheit/schulmedizin-setzt-auf-krebs-heilung-durch-handlauflegen-id4216115.html, Zugriff am 12.04.2012

[58] Schuppert, Achim: Flyer Praxisklinik Bonn, Dr. med.
http://www.praxisklinikbonn.de/docs/Brustkrebsstudie.pdf, Zugriff am 12.04.2012

[59] Die Aufmerksamkeit für den Placebo-Effekt wächst aber beständig.

[60] Es kann sein, dass nach einer Spontanheilung die Krebsdiagnose als falsch erklärt wird.

[61] Faulstich, Joachim: Das Geheimnis der Heilung, Film ausgestrahlt von ARD am 15.12.2010

[62] Angelika Wörthmüller: Film, Titel und Ausstrahlung unbekannt
http://www.youtube.com/watch?v=wvyWW2KOdXE, Zugriff am 10.04.2012

[63] ebeda

zeigt sich auch die fatale Folge von hunderttausender als unheilbar eingestufter Krebspatienten und dem damit verbundenen verschwendeten Heilungspotential. In solchen Fällen muss mindestens auf die vielfältigen individuellen, ganzheitlichen Heilungsansätze verwiesen werden und noch viel mehr bereits im Denken über Krebs eine Wandlung stattfinden.

# 9. Zukünftige Entwicklungen

Die weitere zukünftige Entwicklung der Medizin wurde bereits mehrfach angedeutet. Tatsächlich vollzieht sich in den letzten Jahrzehnten ein immer stärkerer Wandel, der eine materielle wie auch immaterielle Integration beinhaltet. Die zukünftige Medizin wird weit komplexer und individueller sein und nicht wie heute auf eine breite Masse gleichbleibend angewendet. Fortschritte in der Biologie, wie die immer kostengünstigere Entschlüsselung der DNA, werden jedem Menschen Vorbeugungen gegen Krankheitsdispositionen erlauben, Medikamente werden individuell auf den Menschen zugeschnitten sein. Neue bildgebende Verfahren werden die herkömmlichen Strahlenbelastungen reduzieren und immer tiefere Einsichten in den Körper erlauben, die wiederum eine bessere Früherkennung und damit Behandlung erlauben. Die Informationstechnik wird es erlauben, über jeden Patienten eine Fülle an Daten jederzeit abrufbereit zu halten. Der wissenschaftliche und technische Fortgang wird entsprechend des Mooreschen Gesetzes[64] Medizingeräte billiger und zeitgleich leistungsfähiger gestalten und auf immer kleinerem Raum werden technische Lösungen zur Verfügung stehen, die im privaten Bereich eine medizinische Begleitung erlauben.

Aber auch die traditionsreichen, alten Heilverfahren werden durch entsprechende Forschung kombiniert werden und in die individualisierte, personalisierte Medizin einfließen. Die globale Vernetzung wird die individuellen Krankheitsverläufe sowie Erfolge in Echtzeit zur Verfügung stellen, deren Gesamtauswertung ungeahnte medizinische Entdeckungen nach sich

---

[64] Wikipedia: Mooresches Gesetz
https://de.wikipedia.org/wiki/Mooresches_Gesetz, Zugriff am 13.04.2012

ziehen werden. Dabei zeichnet sich bereits jetzt deutlich ab, dass die Zukunft nicht von der Herstellung komplizierter synthetischer Mittel geprägt sein wird, sondern durch eine möglichst natürliche und effektive Anwendung der Alternativmedizin unter Ergänzung der technischen Medizin. Dieses Szenario ist selbstverständlich nur eine Option, die erst das Potenzial zur Entfaltung erhält, wenn es weitreichende Strukturänderungen im Gesundheitssystem, im pharmazeutischen Bereich und natürlich dem Medizinstudium gibt. Der Umdenkprozess ist in schulmedizinischen Kreisen längst eingeleitet.

# 10. Umfragen

Die Projektgruppe hat im Großraum Stuttgart drei verschiedene Online-Umfragen durchgeführt. 15 zufällig ausgewählte praktizierende Ärzte nahmen teil, 24 Heilpraktiker und insgesamt 88 Bürger. Die komplette Auswertung findet sich im Anhang. Nachfolgend werden die wichtigsten Erkenntnisse präsentiert.

### 10.1 Ärzte

▸ 67% sehen in der Alternativmedizin sehr gute Beiträge zur Steigerung der Gesundheit, weitere 20% sehen gute Beiträge.
▸ Auf einer Skala von 1-6 (Notensystem) wird die Prävention von physischen Krankheiten durch alternative Behandlungen mit 2,27 bewertet, die Prävention psychischer Krankheiten mit 2,53.
▸ 73% der befragten Ärzte bieten bereits alternative Behandlungsmethoden in ihrer Praxis an, alle weiteren haben angegeben, darüber bereits nachgedacht zu haben.

### 10.2 Heilpraktiker

▸ 54% sagen aus, dass die Schulmedizin nicht offen ist für neue menschliche Erkenntnisse (Wandlung der Paradigmen).

- Die Hälfte der Heilpraktiker arbeitet mit Ärzten zusammen, ein Drittel würde sich eine Zusammenarbeit wünschen[65].

## 10.3 Bevölkerung

- Das Vertrauen zur Schulmedizin ist sehr breit gestreut und reicht vom vollsten Vertrauen bis gar kein Vertrauen, kann aber im Durchschnitt als befriedigend eingestuft werden.
- Das Vertrauen zur Alternativmedizin ist fast deckungsgleich zur Schulmedizin, es zeigt aber ein leicht geringeres Vertrauen.
- Die Haltung zur Alternativmedizin hat sich in den letzten Jahren eher verändert als zur Schulmedizin. Insgesamt sind diese Veränderungen bei der Alternativmedizin stärker positiv ausgefallen, hingegen bei der Schulmedizin auffällig negativ.
- Eine deutliche Mehrheit ist der Meinung, dass die Alternativmedizin in naher Zukunft die Schulmedizin nicht ersetzen wird. Hingegen herrscht große Zustimmung, dass die Alternativmedizin eine sinnvolle Ergänzung darstellt.
- 77% der Teilnehmer haben Bereits Erfahrungen mit der Alternativmedizin gesammelt und stufen diese, ohne nennenswerte Mehrheit, als eher positiv ein.

---

[65] Aus standrechtlichen Gründen ist es Ärzten verboten, mit Heilpraktikern zusammen zu arbeiten.

# 11. Schlussbetrachtung

Der steigende Komplexitätsgrad der künstlich erschaffenen Umwelt des Menschen und die hohen Umweltbelastungen stellen die Medizin vor hohe Herausforderungen. Es reicht nicht länger, nur eine Erkrankung, oder aus schulmedizinischer Sicht, eine Funktionsstörung der biochemischen Maschine Mensch zu diagnostizieren und eine Behandlung nur soweit zu führen, bis die Funktionsstörung für den Arzt labordiagnostisch nicht mehr sichtbar ist. Langfristig wird die Medizin durch die wachsenden Probleme, die unsere Zivilisationskrankheiten mitführen, überfordert. Ein guter Arzt muss ein geschultes Auge für den Menschen in seiner Ganzheit haben, nicht nur für einzelne, lokal begrenzte Funktionsstörungen. Eine präventive und ganzheitliche Medizin kann es aber nur über eine starke Einbeziehung der Alternativmedizin geben, die es dann aber nicht weiter verdient, so bezeichnet zu werden.

Krankheit kann eine Quelle der Selbstbegegnung sein und dem Menschen erlauben, die Ursachen ausfindig zu machen, mehr Verantwortung und Selbstbestimmung für sein Leben zu übernehmen und dadurch zu einem höheren seelischen, sozialen und letztendlich auch körperlichen Wohlergehen zu gelangen. Die Medizin hat die Aufgabe, den Menschen dabei individuell zu unterstützen.

# 12. Anlagen

## 12.1 Krebstote in Deutschland

**Quelle**:
http://www.spiegel.de/wissenschaft/medizin/0,1518,813165,00.html,
Zugriff am 15.04.2012

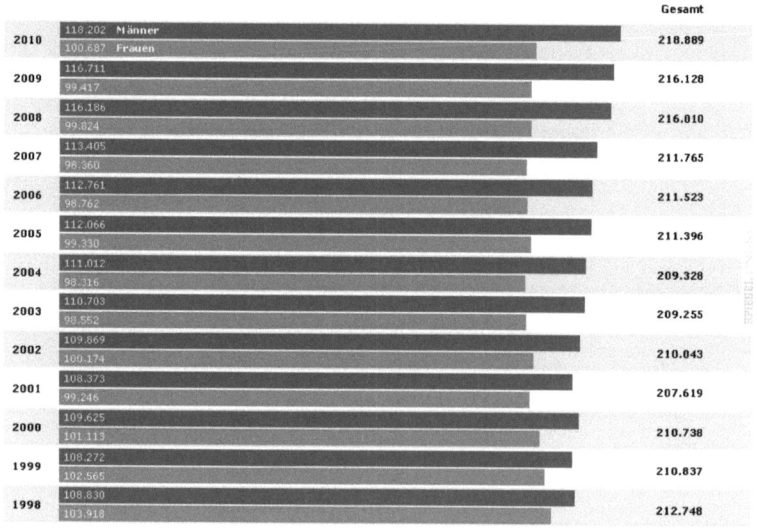

Krebstote in Deutschland

| | | Gesamt |
|---|---|---|
| 2010 | 118.202 Männer / 100.687 Frauen | 218.889 |
| 2009 | 116.711 / 99.417 | 216.128 |
| 2008 | 116.186 / 99.824 | 216.010 |
| 2007 | 113.405 / 98.360 | 211.765 |
| 2006 | 112.761 / 98.762 | 211.523 |
| 2005 | 112.066 / 99.330 | 211.396 |
| 2004 | 111.012 / 98.316 | 209.328 |
| 2003 | 110.703 / 98.552 | 209.255 |
| 2002 | 109.869 / 100.174 | 210.043 |
| 2001 | 108.373 / 99.246 | 207.619 |
| 2000 | 109.625 / 101.113 | 210.738 |
| 1999 | 108.272 / 102.565 | 210.837 |
| 1998 | 108.830 / 103.918 | 212.748 |

Quelle: Statistisches Bundesamt

## 12.2 Auswertung Umfrage Ärzte

Filter aktualisieren

1. Kann die Alternative Medizin dazu beitragen, das allgemeine Wohlbefinden zu steigern und die Gesundheit zu fördern? *

Anzahl Antworten: 15

10 (66.67%)
Ja, sehr.

3 (20.00%)
Ja

1 (6.67%)
Eher nicht.

1 (6.67%)
Nein.

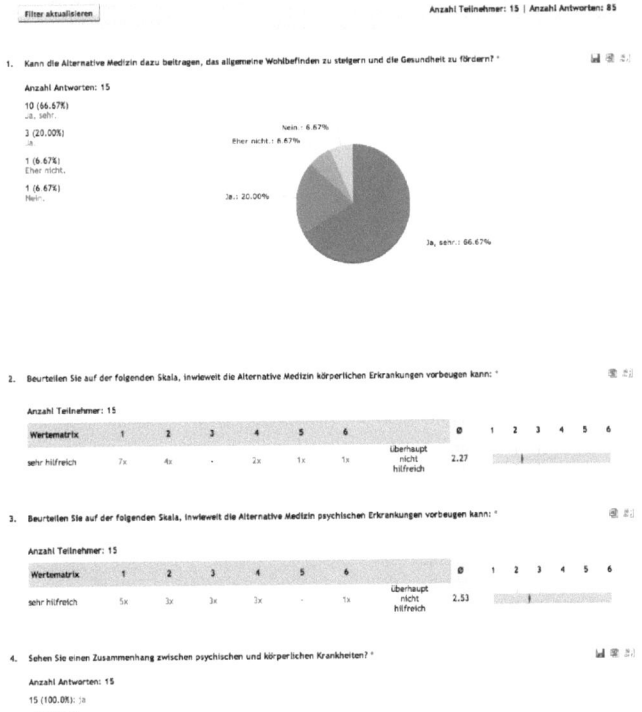

2. Beurteilen Sie auf der folgenden Skala, inwieweit die Alternative Medizin körperlichen Erkrankungen vorbeugen kann: *

Anzahl Teilnehmer: 15

| Wertematrix | 1 | 2 | 3 | 4 | 5 | 6 | | Ø | 1 | 2 | 3 | 4 | 5 | 6 |
|---|---|---|---|---|---|---|---|---|---|---|---|---|---|---|
| sehr hilfreich | 7x | 4x | - | 2x | 1x | 1x | überhaupt nicht hilfreich | 2.27 | | | | | | |

3. Beurteilen Sie auf der folgenden Skala, inwieweit die Alternative Medizin psychischen Erkrankungen vorbeugen kann: *

Anzahl Teilnehmer: 15

| Wertematrix | 1 | 2 | 3 | 4 | 5 | 6 | | Ø | 1 | 2 | 3 | 4 | 5 | 6 |
|---|---|---|---|---|---|---|---|---|---|---|---|---|---|---|
| sehr hilfreich | 5x | 3x | 3x | 3x | - | 1x | überhaupt nicht hilfreich | 2.53 | | | | | | |

4. Sehen Sie einen Zusammenhang zwischen psychischen und körperlichen Krankheiten? *

Anzahl Antworten: 15

15 (100.0%): ja

- (0.0%): nein

ja: 100.00%

5. Bieten Sie in Ihrer Praxis Behandlungsmethoden an, die der Alternativen Medizin zuzuordnen sind? *

Anzahl Antworten: 15

11 (73.3%): ja

4 (26.7%): nein

nein: 26.67%

ja: 73.33%

**6. Wenn nein: Haben Sie schon einmal darüber nachgedacht?**

Anzahl Antworten: 4

4 (100.0%): ja

- (0.0%): nein

ja: 100.00%

**7. Sonstiges: Platz für Ihre Anmerkungen**

Anzahl Antworten: 6

Antworten:
- Ich hatte etwas Schwierigkeiten mit dem Begriff "Alternative Medizin". Das ist ein weites Feld und jeder versteht was anderes darunter.
- Gute Idee, Euer Projekt. Die Menschen nehmen viel zu viele Medikamente unkontrolliert ein, dabei sind "Hausmittel" oftmals ausreichend.
- Schulmedizin, die den "ganzen" Patienten im Blickfeld hat, also seelisch und körperlich und mit seinen Umfeldbedingungen wie Arbeitsplatz, Wohnort etc könnte ihre Wirksamkeit durch Feldstudien verifizieren, während die Wirksamkeit der Alternativmedizin nur an Einzelfallbeispielen versucht wird nachzuweisen.
- Der Begriff Alternativmedizin ist sehr weit gefasst. Darunter ließe sich zwischen Schamanismus, Reiki, traditioneller chinesischer Medizin, Homöopathie oder anthroposophisch erweiterter Medizin sehr viel Unterschiedliches und auch unterschiedlich Seriöses verstehen. Der Patient wünscht sich Wirksamkeit, der Außenstehende aber auch Nachvollziehbarkeit der Methode. Dies ist nach meinem Verständnis insbesondere bei der anthroposophisch erweiterten Medizin gegeben, die differenziert und anspruchsvoll ihre Behandlungsmethoden kritisch hinterfragt und vermittelt (zum Beispiel in der Zeitschrift "Der Merkurstab"). Die so genannte Schulmedizin bietet zum Teil exzellente Behandlungsmethoden bei akuten Erkrankungen. Aber auch hier ist noch viel Forschungsbedarf gegeben, insbesondere, was die Ziegenauigkeit der konventionellen Medikamente betrifft; die den Medikamenten beigelegten Hinweise auf Nebenwirkungen sind mehr als ernüchternd und zeigen, wie anfänglich bei aller so genannter Wissenschaftlichkeit die pharmakologische Forschung noch ist; wenn eine Wirkung mit Dutzenden von möglichen, zum Teil schwerwiegenden und wissenschaftlich nachzuweisenen Nebenwirkungen akzeptiert werden soll ist das auf dem freien Markt nicht vermittelbar. Würden Sie bei einem Reiseunternehmen buchen bei dem die Aussicht, den Zielflughafen nicht zu erreichen oder woanders zu landen bei 15-20 % oder mehr liegt? Für ihr Projekt wünsche ich Ihnen viel Erfolg! Dr. med. Wolfgang Streit, Stuttgart www.dr-streit.de praxis@dr-streit.de
- Alternative Medizin ist kein eigenständiger, d.h. "Extra"-Teil der Medizin, sondern gehört inhaltlich voll zur Medizin. Bis vor ca. 100 Jahren wurde in anderen Kategorien gedacht u. gehandelt. Durch die zunehmende Industrialisierung gingen viele Sichtweisen der Funktionszustände des menschlichen Körpers verloren, die heute unter dem Begriff "Alternative Medizin" subsumiert werden, jedoch in ihrem Ursprung dem menschlichen Wesen mit all seinen psychischen wie physischen Reaktionen entsprechen.
- Die Medizin der Zukunft ist die personalisierte Medizin und die beinhaltet per se naturheilkundliche Ergänzung der derzeitigen Leitlinienmedizin

# 12.3 Auswertung Umfrage Heilpraktiker

Filter aktualisieren

Anzahl Teilnehmer: 24 | Anzahl Antworten: 154

**1. Ist die Schulmedizin offen für neue menschliche Erkenntnisse (Wandlung der Paradigmen)? ***

Anzahl Antworten: 24

11 (45.8%): ja

13 (54.2%): nein

ja: 45.83%

nein: 54.17%

2. Arbeiten Sie auch mit Ärzten zusammen oder würden Sie sich das wünschen? *

**Anzahl Antworten: 24**

12 (50.00%)
Ja, Ich arbeite auch mit Ärzten zusammen.

8 (33.33%)
Ich würde mir eine Zusammenarbeit wünschen.

4 (16.67%)
Eher nein.

- (0.00%)
Nein.

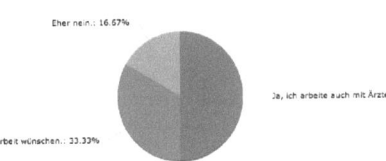

Eher nein.: 16.67%

Ja, Ich arbeite auch mit Ärzte

mmenarbeit wünschen.: 33.33%

3. Kann die Schulmedizin über die reine Krankheitsbehandlung hinaus dazu beitragen, das allgemeine Wohlbefinden zu steigern und die Gesundheit zu fördern? *

**Anzahl Antworten: 24**

6 (25.00%)
Ja.

15 (62.50%)
Eher weniger.

3 (12.50%)
Nein.

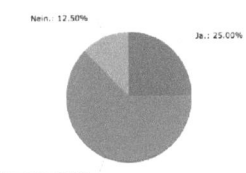

Nein.: 12.50%

Ja.: 25.00%

Eher weniger.: 62.50%

4. Sind Sie der Meinung, dass ein gutes Wohlbefinden (Balance im Leben) vielen Erkrankungen effektiv vorbeugt? *

**Anzahl Antworten: 24**

22 (91.67%)
Ja.

- (0.00%)
Nein.

2 (8.33%)
Das kann man so nicht sagen.

Das kann man so nicht sagen.: 8.33%

Ja.: 91.67%

5. Wenn Sie die letzte Frag mit „Ja" beantwortet haben: ist das auch an ihren Patienten zu beobachten?

**Anzahl Antworten: 22**

22 (100.0%): ja

- (0.0%): nein

ja: 100.00%

6. Empfehlen Sie Ihren Patienten auch den Gang zu Ärzten und Fachärzten, wenn Ihre Behandlung keinen Erfolg zeigt? *

**Anzahl Antworten: 24**

23 (95.8%): ja

1 (4.2%): nein

nein: 4.17%

ja: 95.83%

7. Sonstiges: Platz für Ihre Anmerkungen

**Anzahl Antworten: 12**

Antworten:
- Aus standesrechtlichen Gründen ist es den Ärzten verboten mit Heilpraktikern direkt zusammen zu arbeiten. Das geht soweit, daß in einem gemeinsamen Haus wo, die Patienten einen anderen Eingang benützen müssen, als die Patienten des Heilpraktikers. Insofern ist eine direkte Zusammenarbeit nicht möglich. In der Regel wird das über Umwege dann trotzdem gemacht, aber nur von wenigen Ärzten. Heilpraktiker sind in der Regel froh, wenn ihre Patienten vorher beim Arzt waren und dieser alles abgeklärt hat. Damit ist der Heilpraktiker auf der sicheren Seite und die Kosten für den Patienten sind dadurch niedriger, weil der Arzt bereits z.B. Laboruntersuchungen und/oder eine Diagnose gemacht hat. Eigentlich sollte ein Arzt, der nur wenig Zeit für seinen Patienten hat, diesen an einen Heilpraktiker weiterleiten, welcher sich ausführlicher um das Problem des Patienten kümmern kann. Aber das ist nach ärztlichem Standesrecht nicht gestattet. Grundsätzlich ist aber auch zu sagen, daß Heilpraktiker eine andere Art der Medizin betreiben, wie die allopathischen Ärzte.
- Frage 1 ist zu allgemein. Es gibt durchaus Ärzte die sehr offen sind. Die guten Schulmediziner geben aber über kurz oder lang ihre Kassenzulassung ab und arbeiten nur noch privat. Die Schulmedizin ist von der Pharmaindustrie sehr beeinflusst, das gleicht fast einer Gehirnwäsche. Leider.
- Das Dilema der Schulmedizin ist das meisten nur symtomatisch behandelt wird und nicht nach der Ursache gesucht wird
- Die Fragen sind nicht wirklich gut zu beantworten. Mit einem Ja oder nein ist es doch zu einfach. die richtige antwort liegt meist dazwischen. deshalb bin Ich mit der beantwortung nicht ganz zufrieden.
- Naturheilkunde (in meinem Fall die klassische Homöopathie nach Dr. Samuel Hahnemann) und die Schulmedizin sollten immer Hand in Hand und ohne Vorurteile gegeneinander arbeiten zum Wohle des Patienten!
- Ich habe als HP nichts gegen die Schulmedizin. Sie hat uns auf einigen Gebiete sehr gute Fortschritte gebracht und es gibt einige tolle Ärzte und Menschen. Doch worauf das Augenmerk gerichtet werden sollte, am besten schon in der Schule, sind die Strukturen des Gesundheitsmarktes! Hier herrschen Mafia-ähnliche Strukturen mit fast völliger Kontrolle der Forschung durch die Pharmaindustrie die mit 30-40% Umsatzrendite pro Jahr auf unser aller Kosten munter vor sich hin drohen und manipulieren kann. Hier schauen alle weg...sehr schade, beste Grüße
- Ich finde die Fragen polarisierend, fände Skalierungsfragen besser.
- Beide Vorangehensweisen haben das Ziel, den Menschen zu helfen und sollten daher Hand in Hand gehen.
- Ich empfehle meinen Patienten immer einen Gang zu (Fachärzten), nicht nur wenn die Behandlung keinen Erfolg zeigt. Anmerkung: erste Frage ist sehr ungenau: was sind "neue Erkenntnisse" - die Wissenschaft / Pharma wie Medizin usw. bieten ständig neue Erkenntnisse - ein Nein ist gar nicht möglich (natürlich entwickelt sich die Schulmedizin auch weiter); wenn Sie auswertbare, aussagekräftige Ergebnisse bekommen möchten sollten die Fragen so spezifisch und genau wie möglich sein .... v.a., wenn Sie Fragebögen ins Netz stellen ... fragen Sie mal bei Ihren Betreuern nach....
- Ich befürworte eine enge Zusammenarbeit mit allen Therapeuten natürlich auch die Schulmedizin da alle Richtungen ihre Stärken haben!
- Ärzte,Heilpraktiker,Psychologen,Krankenpfleger,Physiotherapeuten und Hebammen kurz alle Berufsgruppen sollten auf Augenhöhe mehr Kommunikation üben und untereinander ernst genommen fülen. Keine arrogante lange medizinische Hochschulausbildung mit NC, sondern eine kürzere und aufs Wesentliche des Menschen bezogene Ausbildung. Das heisst auch mit deutlich mehr selbsterkenntnisbezogene Module wie Psychologie, Psychoonkologie usw. Weg von der Gerätemedizin hin zum Menschen. Auch die Philosophie ist deutlich zu kurz gekommen in der medizinischen Welt. Es geht einfach um zu wenig Mensch insgesamt. Komplementäre Medizin ist der Weg der Zukunft. Darin sollten mehr Forschungsgelder zur Verfügung gestellt werden.
- Ich hoffe daß Sie aus diesen Fragen/Antworten etwas für sich mitnehmen können, aber man hätte Sie doch etwas genauer formulieren können, insbesondere Frage 1...

## 12.4 Auswertung Umfrage Bürger

Filter aktualisieren

Anzahl Teilnehmer: 88 | Anzahl Antworten: 1.376

1. Vertrauen Sie der Schulmedizin uneingeschränkt? *

**Anzahl Teilnehmer: 88**

| Wertematrix | 1 | 2 | 3 | 4 | 5 | 6 | 7 | | Ø | 1 | 2 | 3 | 4 | 5 | 6 | 7 |
|---|---|---|---|---|---|---|---|---|---|---|---|---|---|---|---|---|
| trifft voll und ganz zu | 5x | 30x | 14x | 15x | 11x | 8x | 5x | trifft gar nicht zu | 3.47 | | | | | | | |

2. Würden Sie bei leichten Beschwerden (Husten, Kopfschmerzen etc.) den Anweisungen und Verordnungen Ihres ARZTES folge leisten? *

**Anzahl Teilnehmer: 88**

| Wertematrix | 1 | 2 | 3 | 4 | 5 | 6 | 7 | | Ø | 1 | 2 | 3 | 4 | 5 | 6 | 7 |
|---|---|---|---|---|---|---|---|---|---|---|---|---|---|---|---|---|
| trifft voll und ganz zu | 13x | 23x | 9x | 17x | 9x | 9x | 8x | trifft gar nicht zu | 3.51 | | | | | | | |

3. Würden Sie bei langanhaltenden Problemen oder chronischen Krankheiten den Anweisungen und Verordnungen Ihres ARZTES folge leisten?

Anzahl Teilnehmer: 88

| Wertematrix | 1 | 2 | 3 | 4 | 5 | 6 | 7 | | Ø | 1 | 2 | 3 | 4 | 5 | 6 | 7 |
|---|---|---|---|---|---|---|---|---|---|---|---|---|---|---|---|---|
| trifft voll und ganz zu | 27x | 39x | 4x | 9x | 4x | 3x | 2x | trifft gar nicht zu | 2.33 | | | | | | | |

4. Würden Sie bei schwerwiegenden Krankheiten (z.B. Krebs) den Anweisungen und Verordnungen (z.B. Chemotherapie) Ihres ARZTES folge leisten? *

Anzahl Teilnehmer: 88

| Wertematrix | 1 | 2 | 3 | 4 | 5 | 6 | 7 | | Ø | 1 | 2 | 3 | 4 | 5 | 6 | 7 |
|---|---|---|---|---|---|---|---|---|---|---|---|---|---|---|---|---|
| trifft voll und ganz zu | 37x | 27x | 7x | 7x | 5x | 3x | 2x | trifft gar nicht zu | 2.24 | | | | | | | |

5. Lesen Sie die Packungsbeilagen von Medikamenten? *

Anzahl Teilnehmer: 88

| Wertematrix | 1 | 2 | 3 | 4 | 5 | 6 | 7 | | Ø | 1 | 2 | 3 | 4 | 5 | 6 | 7 |
|---|---|---|---|---|---|---|---|---|---|---|---|---|---|---|---|---|
| trifft voll und ganz zu | 24x | 25x | 5x | 8x | 5x | 13x | 8x | trifft gar nicht zu | 3.18 | | | | | | | |

6. Vertrauen Sie der Alternativen Medizin uneingeschränkt? *

Anzahl Teilnehmer: 85

| Wertematrix | 1 | 2 | 3 | 4 | 5 | 6 | 7 | | Ø | 1 | 2 | 3 | 4 | 5 | 6 | 7 |
|---|---|---|---|---|---|---|---|---|---|---|---|---|---|---|---|---|
| trifft voll und ganz zu | 1x | 14x | 7x | 15x | 13x | 23x | 12x | trifft gar nicht zu | 4.67 | | | | | | | |

7. Würden Sie bei leichten Beschwerden (Husten, Kopfschmerzen etc.) den Anweisungen und Verordnungen Ihres HEILPRAKTIKERS folge leisten? *

Anzahl Teilnehmer: 85

| Wertematrix | 1 | 2 | 3 | 4 | 5 | 6 | 7 | | Ø | 1 | 2 | 3 | 4 | 5 | 6 | 7 |
|---|---|---|---|---|---|---|---|---|---|---|---|---|---|---|---|---|
| trifft voll und ganz zu | 9x | 25x | 12x | 14x | 6x | 12x | 7x | trifft gar nicht zu | 3.55 | | | | | | | |

8. Würden Sie bei langanhaltenden Problemen oder chronischen Krankheiten den Anweisungen und Verordnungen Ihres HEILPRAKTIKERS folge leisten? *

Anzahl Teilnehmer: 84

| Wertematrix | 1 | 2 | 3 | 4 | 5 | 6 | 7 | | Ø | 1 | 2 | 3 | 4 | 5 | 6 | 7 |
|---|---|---|---|---|---|---|---|---|---|---|---|---|---|---|---|---|
| trifft voll und ganz zu | 4x | 19x | 12x | 20x | 3x | 15x | 11x | trifft gar nicht zu | 4.05 | | | | | | | |

9. Würden Sie bei schwerwiegenden Krankheiten (z.B. Krebs) den Anweisungen und Verordnungen Ihres HEILPRAKTIKERS folge leisten? *

Anzahl Teilnehmer: 84

| Wertematrix | 1 | 2 | 3 | 4 | 5 | 6 | 7 | | Ø | 1 | 2 | 3 | 4 | 5 | 6 | 7 |
|---|---|---|---|---|---|---|---|---|---|---|---|---|---|---|---|---|
| trifft voll und ganz zu | 4x | 10x | 5x | 20x | 7x | 13x | 25x | trifft gar nicht zu | 4.85 | | | | | | | |

10. Informieren Sie sich aktiv über die angewandten Methoden, Nebenwirkungen und Risiken? *

Anzahl Teilnehmer: 84

| Wertematrix | 1 | 2 | 3 | 4 | 5 | 6 | 7 | | Ø | 1 | 2 | 3 | 4 | 5 | 6 | 7 |
|---|---|---|---|---|---|---|---|---|---|---|---|---|---|---|---|---|
| trifft voll und ganz zu | 9x | 28x | 12x | 10x | 8x | 8x | 9x | trifft gar nicht zu | 3.48 | | | | | | | |

11. Hat sich Ihre Meinung zur Schulmedizin in den letzten Jahren verändert? *

Anzahl Teilnehmer: 84

| Wertematrix | 1 | 2 | 3 | 4 | 5 | 6 | 7 | | Ø | 1 2 3 4 5 6 7 |
|---|---|---|---|---|---|---|---|---|---|---|
| trifft voll und ganz zu | 10x | 18x | 4x | 20x | 1x | 13x | 18x | trifft gar nicht zu | 4.13 | |

12. Wenn ja: ist es eine positive Veränderung?

Nur beantworten, wenn Sie die vorherige Frage positiv beantwortet haben

Anzahl Teilnehmer: 56

| Wertematrix | 1 | 2 | 3 | 4 | 5 | 6 | 7 | | Ø | 1 2 3 4 5 6 7 |
|---|---|---|---|---|---|---|---|---|---|---|
| trifft voll und ganz zu | 2x | 7x | 5x | 18x | 4x | 10x | 10x | trifft gar nicht zu | 4.52 | |

13. Hat sich Ihre Meinung zur Alternativen Medizin in den letzten Jahren verändert? *

Anzahl Teilnehmer: 84

| Wertematrix | 1 | 2 | 3 | 4 | 5 | 6 | 7 | | Ø | 1 2 3 4 5 6 7 |
|---|---|---|---|---|---|---|---|---|---|---|
| trifft voll und ganz zu | 12x | 20x | 7x | 13x | 2x | 10x | 20x | trifft gar nicht zu | 3.99 | |

14. Wenn ja: ist es eine positive Veränderung?

Nur beantworten, wenn Sie die vorherige Frage positiv beantwortet haben

Anzahl Teilnehmer: 54

| Wertematrix | 1 | 2 | 3 | 4 | 5 | 6 | 7 | | Ø | 1 2 3 4 5 6 7 |
|---|---|---|---|---|---|---|---|---|---|---|
| trifft voll und ganz zu | 15x | 17x | 3x | 8x | 2x | 3x | 6x | trifft gar nicht zu | 2.96 | |

15. Sind Sie der Meinung, dass die Alternative Medizin bereits heute oder in Zukunft die Schulmedizin ersetzen kann? *

Anzahl Teilnehmer: 84

| Wertematrix | 1 | 2 | 3 | 4 | 5 | 6 | 7 | | Ø | 1 2 3 4 5 6 7 |
|---|---|---|---|---|---|---|---|---|---|---|
| trifft voll und ganz zu | 2x | 6x | 3x | 11x | 4x | 18x | 40x | trifft gar nicht zu | 5.65 | |

16. Sind Sie der Meinung, dass die Alternative Medizin eine sinnvolle Ergänzung zur Schulmedizin darstellt? *

Anzahl Teilnehmer: 84

| Wertematrix | 1 | 2 | 3 | 4 | 5 | 6 | 7 | | Ø | 1 2 3 4 5 6 7 |
|---|---|---|---|---|---|---|---|---|---|---|
| trifft voll und ganz zu | 34x | 22x | 4x | 9x | 5x | 4x | 6x | trifft gar nicht zu | 2.58 | |

17. Bitte nur beantworten, wenn Sie direkt mit Heilpraktiker etc. Erfahrungen gesammelt haben: Haben Sie mit der Alternativen Medizin persönlich positive Erfahrungen und Resultate gesammelt?

Anzahl Teilnehmer: 68

| Wertematrix | 1 | 2 | 3 | 4 | 5 | 6 | 7 | | Ø | 1 2 3 4 5 6 7 |
|---|---|---|---|---|---|---|---|---|---|---|
| trifft voll und ganz zu | 18x | 19x | 3x | 15x | 2x | 5x | 6x | trifft gar nicht zu | 3.04 | |